TRAITEMENT

DE

LA GOUTTE

ET DES MANIFESTATIONS ARTHRITIQUES

AUX

EAUX DE ROYAT

PAR

Le Dr C.-A. PETIT, M.-D., Paris

Membre correspondant de la Société d'Hydrologie médicale
Membre de la Société de Médecine pratique de Paris
Officier d'Académie

Medecin consultant à Royat

DEUXIÈME ÉDITION

PARIS

OCTAVE DOIN, LIBRAIRE

8, PLACE DE L'ODÉON, 8

—

1893

LA GOUTTE

ET

LA FONTAINE DES GOUTTEUX

A ROYAT

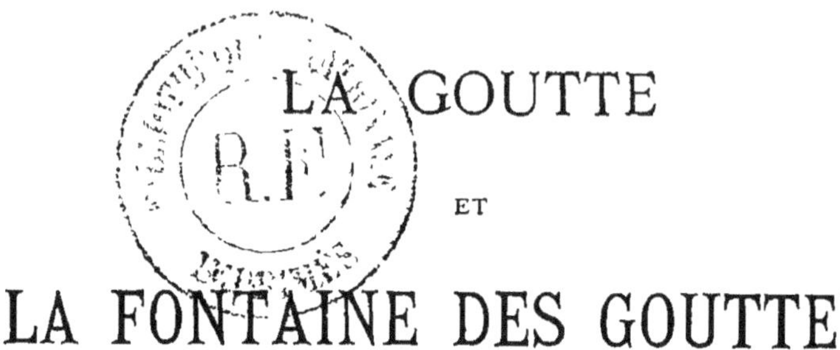

La Goutte, qui amène aujourd'hui un si grand nombre de malades à Royat, est une maladie constitutionnelle, très souvent héréditaire, quelquefois acquise, caractérisée soit par des douleurs dans les petites articulations, soit par des désordres dans les reins, le foie ou l'estomac pouvant très facilement produire la gravelle, l'eczéma, le diabète, etc., etc. Cette maladie constitutionnelle, cette diathèse s'appelle aussi *l'arthritisme*.

L'antiquité a connu la goutte ; les médecins grecs et romains en parlent très longuement. Au siècle dernier, Sydenham et Boërhaave ont publié sur cette affection des ouvrages qui font encore autorité de nos jours ; et, en ces derniers temps, Barthez, Bucquoy, Charcot, Cornil, Chauffard, Lasègue, pour citer quelques-uns des plus compétents, ont cherché, par leurs écrits et leurs leçons orales, à jeter un jour nouveau sur la pathogénie si controversée de la goutte.

Nous devons aussi aux médecins anglais, Todd, Scudamore, Garrod, Ord, Duckworth, etc., de savants écrits et de nombreux travaux sur la goutte et le rhumatisme goutteux. Faisons à ce propos remarquer que la goutte est moins fréquente en

France que dans la Grande-Bretagne et les pays du Nord. Cependant, on observe aujourd'hui qu'elle tend partout à diminuer ; à tel point, dit Charcot, qu'on ne la rencontre plus guère à Rome et à Constantinople, où elle était pourtant si fréquente au temps des Césars romains.

Le vice constitutionnel de la goutte, sur lequel la fantaisie a bâti tant d'hypothèses, serait dû à un *excès d'acide urique dans le sang*. Cruveilhier, Andral, Rayer, les premiers, admirent cette idée. Ce ne fut cependant qu'en 1848 que fut démontrée la présence de l'acide urique dans le sang et qu'il fut dès lors généralement admis qu'une relation intime existait entre l'altération du sang par cet acide et les altérations anatomiques qu'on rencontre chez les goutteux.

En 1881, Dyce Duckworth, agrégé du Collège royal de médecine de Londres, a magistralement soutenu la thèse édifiée par Cullen, à savoir que la *goutte était une maladie d'origine nerveuse* (1). Meldon, de Dublin, Ord et le Dr Edward Liveing, ont apporté aussi à cette théorie des documents du plus grand intérêt.

Sir James Paget et M. Spencer Wels ont appelé l'attention sur le haut degré de développement du système nerveux chez les goutteux et sur l'influence de son jeu irrégulier dans la production des paroxysmes.

Les recherches de Charcot, du Dr Buzzard et d'autres savants, touchant la nature des troubles arthropathiques particuliers qui accompagnent assez souvent l'ataxie locomotrice, sont très importantes au point de vue de la théorie nerveuse de la goutte. Les personnes prédisposées aux névroses échappent à leurs manifestations en suivant un régime régulier et sobre ; tandis que, au contraire, tous les écarts de régime et tous les excès les provoquent avec une grande facilité. Ces considérations nous aident à expliquer, en partie, pourquoi les hommes sont, plus que les femmes, exposés à la goutte. Ils font le dur travail de ce monde, sont engagés dans des occupations plus excitantes et ont une plus grande somme de soucis à supporter.

---

(1) *On gout considered as a tropho-neurosis.*

L'accès de goutte franche est annoncé par quelques dérangements d'estomac, mais en général l'invasion a lieu à la suite d'une fatigue, d'un mouvement violent ou d'une brusque émotion. Dans les premiers temps, l'attaque est bornée à des douleurs articulaires faibles, à des accès de goutte imparfaits. Mais, lorsque la maladie est plus avancée, une douleur déchirante se fait sentir au gros orteil ou sur d'autres parties du pied et s'accompagne d'un frisson suivi d'une fièvre légère. Supportable d'abord, elle augmente par degrés en même temps que la fièvre. Elle est caractérisée par une violente sensation de déchirement et de brûlure ou de froid excessif. La moindre pression est intolérable. Cet accès dure environ vingt-quatre heures et se termine quelquefois brusquement par la cessation de la douleur, l'apparition d'une sueur salutaire et le retour du sommeil. Mais il reste un gonflement avec rougeur et chaleur de la partie affectée.

D'après une statistique de Scudamore, le gros orteil serait pris le premier trois fois sur quatre, et une fois sur quatre avec d'autres jointures.

Dans tous les cas, l'arthrite goutteuse ne dépasse guère les limites d'une simple fluxion avec douleur intense et comme névralgique, accompagnée de rémissions et d'exacerbations successives. Pendant la durée de l'attaque, le malade a peu d'appétit. L'urine, rare dans les paroxysmes fébriles, laisse déposer un sédiment amorphe, et contient à peu près constamment une grande quantité d'acide urique cristallisé, très souvent de l'albumine et quelquefois du sang. Le gonflement de l'articulation diminue rapidement et se termine souvent par une transsudation locale et la desquamation de l'épiderme.

Les préparations à base de colchique, vins, teinture, etc., la colchicine, l'aconit, le gaïac, le sulfate de quinine, les purgatifs plus ou moins drastiques, le salycilate de soude et de lithine, le benzoate de soude ont formé concurremment avec les douches de vapeur locale, les cataplasmes médicamenteux, les baumes calmants à *base* d'opium ou de belladone, ont formé, dis-je, la *base* du traitement de l'accès, et la santé se rétablit généralement après l'attaque.

Les accès de goutte aiguë sont d'abord assez courts et ne dé-
passent pas une quinzaine de jours, à moins que la maladie ne
se généralise en occupant un grand nombre d'articulations.
Mais les récidives, séparées dans les premiers temps par de longs
intervalles, quelquefois même par des années, se rapprochent
bientôt de plus en plus, reviennent une fois, deux fois dans
l'année, au printemps ou à l'automne, et dans ces cas la durée
en est plus longue et la crise peut dégénérer en un état morbide
habituel.

Dans certaines circonstances, la goutte semble s'acharner sur
une seule articulation, s'y éterniser, y épuiser, pour ainsi dire,
toute son action et produire conséquemment sur cet organe des
ravages profonds. C'est cet accident que l'on a désigné sous le
nom de goutte fixe primitive ou consécutive, suivant son mode
de développement ou d'apparition.

La *diathèse goutteuse* est bien établie, la goutte est chronique
lorsqu'il existe des douleurs musculaires et arthritiques géné-
ralisées, lorsque existe cette forme particulière de rhumatisme
articulaire désignée sous le nom de rhumatisme goutteux, qu'on
a cru pouvoir distinguer à sa marche chronique, à sa fixité plus
grande, à ce qu'il paraît encore se localiser spécialement sur les
petites articulations, enfin à ce que la douleur y est plus cir-
conscrite et se fait sentir comme dans un point unique. Les désordres gastriques sont plus marqués et plus tenaces : l'appétit
est presque nul, les digestions laborieuses ; l'urine, abondante
et claire, contient encore assez fréquemment des cristaux d'acide
urique et beaucoup plus rarement de l'oxalate de chaux cristallisé.

La goutte chronique se prolonge ainsi durant des mois, durant l'année entière, avec rémissions pendant les fortes chaleurs
de l'été, et, pendant tout ce temps, elle se promène doulou-
reusement sur la plupart des articulations qui peuvent faire
entendre une sorte de crépitation ; car, plus tard, lorsque la
maladie est invétérée, on voit survenir des engorgements articulaires, une tuméfaction œdémateuse, des gonflements liga-
menteux, des concrétions articulaires que l'on désigne sous le
nom de *Tophus.*

Ces derniers phénomènes tiennent essentiellement à la production d'une matière spéciale inséparable de l'accès de goutte et que l'on peut considérer comme caractéristique. Cette substance, dont les caractères physiques étaient très bien connus des anciens, est constituée par l'urate de soude. Ce fait important a été mis hors de doute par les expériences concluantes de Tennant, Fourcroy, Laugier et Barruel.

De là résultent la contraction des muscles et des tendons affectés, la déformation des doigts, l'ankylose des articulations par suite de l'épanchement incessant de la substance tophacée dans la cavité de la jointure et à la surface du cartilage. On a même vu les tophus, accumulés autour des articulations, devenir l'origine d'inflammation locale avec suppuration, amincissement, ulcération de la peau et isssue de matière tophacée et purulente.

Chez quelques malades, la goutte reste bornée à ces productions anormales, à ces concrétions tophacées, à ces déformations articulaires ; seulement les douleurs dont ces articulations sont le siège s'exaspèrent à chaque changement de temps, ou avec les retours des paroxysmes périodiques.

Voilà la goutte classique, la goutte surtout des suralimentés ; mais 90 sur 100 des malades goutteux ont la goutte dans le sang sans avoir souffert du gros orteil : un n'a que de l'eczéma, un autre des douleurs dans les doigts, un autre de la gravelle, etc., etc. C'est qu'en effet, comme je l'ai dit, les manifestations symptômatiques de la goutte sont nombreuses et variées, mais toutes sont caractérisées par la présence en excès de l'acide urique dans le sang ; aussi, en dehors des accès sur les articulations, la peau ou les viscères, le malade doit-il suivre un régime alimentaire particulier et une hygiène thérapeutique spéciale ; *mais le seul traitement sérieux et efficace est celui qui découle de l'étude même d'une diathèse caractérisée, nous l'avons vu, par un excès dans l'économie d'un acide appelé l'acide urique, lequel ne peut être détruit que par les alcalins.*

Sous le nom d'alcalins on comprend : 1° les alcalis (soude, potasse, lithine) et leurs carbonates ; 2° les sels organiques (citrate, tartrate) à base alcaline ; les phosphates de soude et d'ammoniaque.

Mais la condition essentielle d'administration des alcalins est de les donner dissous dans une grande quantité d'eau, car les fluides digestifs contiennent à peu près 99 pour 100 d'eau ; et toutes les substances dissoutes sont absorbées directement sans travail préalable du tube digestif.

Cependant les sels qui résultent de la combinaison de la soude et de la potasse avec des acides n'ont pas tous les mêmes effets physiologiques et thérapeutiques. Les sels de soude paraissent avoir sur le sang une action fluidifiante plus prononcée que les sels de potasse.

D'un autre côté, d'après Gigot-Suard, ces derniers ont des effets diurétiques plus accentués que les sels de soude dont l'action s'exerce plutôt sur le foie que sur les reins. Garrod a signalé aussi une autre différence entre ces alcalins ; il s'agit du pouvoir qu'ils possèdent de maintenir l'acide urique dissous.

L'action dissolvante de la lithine sur l'acide urique est en effet bien plus énergique que celle de la soude et de la potasse ; car si l'on plonge de petits fragments de cartilage incrustés de concrétions articulaires, c'est-à-dire d'urate de soude, les uns dans une solution de carbonate de soude et de potasse, les autres dans une solution de carbonate de lithine, on trouve qu'au bout d'un certain temps les seconds sont dépouillés du produit pathologique, tandis que les premiers n'ont subi aucune modification appréciable.

Le carbonate de lithine prévient la formation de dépôts et de graviers d'acide urique pendant un laps de temps indéfini ; aussi aujourd'hui en conseille-t-on l'administration dans la goutte même pour prévenir les accès, d'autant plus que son usage prolongé ne paraît offrir aucun inconvénient, et on a pu le donner sans effets fâcheux jusqu'à la dose de trente et quarante centigrammes dans les vingt-quatre heures.

En résumé, les alcalins, surtout la lithine, la potasse et le silicate de soude, administrés longtemps à petites doses et très dilués, car l'action de l'eau est aussi très efficace, ont une action remarquable sur la diathèse arthritique. Ils éloignent les attaques de goutte, et, dissolvant quelquefois les tophus, ils donnent aux jointures plus de mobilité.

Ils entretiennent aussi les fonctions digestives, calment les accès et améliorent toujours la constitution arthritique.

Tous les grands praticiens sont unanimes à conclure que la lithine réalise un progrès thérapeutique réel, puisqu'elle permet la dissolution et l'élimination des urates alcalins du sang, c'est-à-dire de la diathèse urique et de ses manifestations.

Or, toutes les substances alcalines que nous avons mentionnées se rencontrent en proportions diverses dans nos eaux minérales ; mais la lithine se trouve dans la source Saint-Mart à l'état de chlorure de lithine, unie à une grande quantité d'acide carbonique et à d'autres principes d'une réelle importance, le fer et l'arsenic. La chimie, découvrant par l'analyse spectrale trente-cinq milligrammes de chlorure de lithine dans la *source Saint-Mart*, a confirmé scientifiquement les observations empiriques des malades, qui, depuis longtemps, dénommaient cette source la *Fontaine des Goutteux*.

Mais la première condition de succès dans l'emploi de nos eaux à la station est que l'affection soit bien réellement arrivée à l'état chronique, c'est-à-dire qu'il n'y ait plus ou presque plus de douleur et surtout de fièvre, que tous les symptômes qui indiquent une période un peu aiguë aient été suffisamment combattus, qu'ils aient même déjà cessé d'exister depuis un certain temps et qu'il n'y ait pas non plus ailleurs, du moins dans aucun organe essentiel à la vie, de complication inflammatoire.

L'efficacité des eaux de Royat dans les manifestations arthritiques n'est aujourd'hui mise en doute par personne. Que la goutte soit franche ou molle, que le rhumatisme soit musculaire, articulaire ou viscéral, les eaux sont sédatives, et leur minéralisation appliquée avec méthode devient un agent curatif. Depuis que les goutteux s'acheminent vers Royat, nous n'avons eu que des succès à constater ; aussi croyons-nous devoir citer quelques faits observés pour permettre au lecteur de juger la question.

M. V., cinquante-cinq ans, maître d'hôtel à Paris, est affecté de goutte articulaire subaiguë et chronique avec tophus anciens, déjà à peu près dissous à la suite d'un traitement lithiné. La goutte a été précédée de rhumatismes articulaires et de nombreuses rechutes qui ont hypertrophié les extrémités osseuses de certaines articulations. Les *tophus* ont à peu près disparu, mais les nodosités osseuses et cartilagineuses sont en partie restées. Les articulations sont encore incrustées d'urate de soude, malgré la résolution abondante produite par des accès artificiels, c'est-à-dire les préparations lithinées et iodurées données dans ce but. « Je ne m'étonnerais pas », m'écrivait le médecin de M. V., « s'il survenait un accès de goutte dès les premiers jours du traitement de Royat, et, dans ce cas, j'ai la certitude que le salicylate de soude donné concurremment avec la teinture de colchique produira les meilleurs effets ; mais, quoi qu'il en soit, je tiendrais beaucoup à ce que le malade interrompît son traitement thermal le moins de temps possible. » M. V. est grand, bien développé, mais d'un tempérament lymphatique. Dès le premier jour, je lui prescrivis les bains de la source Eugénie (30 minutes). Pendant toute la durée du bain, douche locale très légère sur les petites articulations ; comme boisson, eau de Saint-Mart. Eau de César aux repas. Dès le huitième jour, je portai à une heure la durée du bain, que je fis suivre d'un massage méthodique dans la chambre de l'hôtel. Le soir, à quatre heures, nouveau bain d'une demi-heure, etc. Sous l'influence de ce traitement, M. V. éprouva une amélioration des plus marquées. Les articulations devinrent souples ; l'appétit parfait ; le malade faisait tous les jours une longue promenade à pied, et il nous quitta après trois semaines sans avoir éprouvé la moindre complication. M. V. est revenu depuis faire encore une saison ; sa santé est toujours excellente.

M. W., de Londres, fils de goutteux, tempérament lymphatique, cinquante ans, avait joui d'une santé parfaite jusqu'à l'age de quarante-cinq ans. A cette époque, il éprouva quelques attaques de goutte à intervalles assez rapprochés, et, malgré les traitements les plus rationnels, la maladie s'accentua de plus en plus, se compliquant de symptômes dyspepsiques, d'anémie extrême et d'hémorragies. Les eaux de Royat sont conseillées.

Etat du malade à son arrivée : faiblesse générale, décoloration

complète des tissus, mais sans amaigrissement ; légère déformation aux articulations des deux pieds, insomnies. Je prescris le
massage quotidien dès le début, l'eau de Royat par demi-verres,
en augmentant de manière à amener le malade à en prendre
huit demi-verres par jour. Au bout de quelques jours, signes
positifs du retour à la santé ; l'appétit, la gaieté et les forces
s'accentuent. Les tissus ont une meilleure coloration. Nous
prescrivons alors un bain à eau courante d'une demi-heure,
quotidien, et la continuation de l'eau en boisson et du massage.
Au bout de quinze jours, l'appétit était naturel, le sommeil revenu ; les bains sont pris de trois quarts d'heure, et ce traitement est continué consciencieusement pendant trente jours con-
sécutifs et sans qu'il soit nécessaire d'interrompre. Les résultats
furent on ne peut plus satisfaisants : l'anémie disparut tout à
fait, l'estomac se rétablit, et, dès cette première saison, les accès
arthritiques diminuèrent de fréquence et d'intensité.

M. W. a pu reprendre ses travaux. Après une deuxième saison, la santé s'est consolidée, et aujourd'hui, après trois saisons
et depuis dix-huit mois, M. W. n'a pas eu un seul accès de
goutte, bien que les tophus aient persisté.

Voilà une guérison que l'on peut qualifier de parfaite et qui
ne peut s'expliquer que par une action spéciale des eaux de
Royat dans l'arthritisme. Chez ce malade, j'ai usé beaucoup du
massage, mais cela surtout à cause de l'engorgement articulaire
et de la faiblesse des muscles du voisinage ; or le massage, un
des remèdes les plus anciennement connus, est un de ceux qui
devraient être le plus employés dans le traitement de certaines
formes de la goutte.

La thérapeutique thermale n'est, du reste, pas la même non
plus à toutes les époques et dans toutes les formes de la goutte
et du rhumatisme.

Dans la goutte aiguë, on ne doit commencer l'application des
eaux, ni pendant une attaque, ni lorsqu'elle est imminente, et,
quelque temps après l'accès, le traitement n'est plus dangereux.

Les douleurs, les concrétions et les roideurs articulaires cè-
dent généralement très bien à l'emploi externe et interne des
eaux de Royat, surtout quand il n'y a point altération des tissus

fibreux et des cartilages, ou quand les tophus ne sont pas trop anciens.

Dans ce cas, ce n'est pas seulement par une action dissolvante qu'agissent les eaux lithinées de Royat, mais en faisant cesser des congestions qui entretiennent les dépôts. Ceux-ci sont alors résorbés et éliminés comme corps étrangers.

C'est surtout quand la goutte présente des indications plus pressantes que celles de la diathèse, comme il arrive dans la goutte asthénique ou chronique, où la faiblesse est le caractère principal, que le traitement par les eaux ferrugineuses de Royat est indiqué, car la médication franchement alcaline, comme celle de Vichy ou de Carlsbad, serait, on le conçoit, dangereuse ou inefficace.

Mais quelle que soit la cause pathogénique de la goutte, la variété de ses formes et l'irrégularité de sa marche mettent souvent en défaut la sûreté du diagnostic.

Cependant, le médecin arrive très bien à différencier, parmi les affections regardées comme symptomatiques, celles qui appartiennent réellement à la diathèse goutteuse de celles qui sont rhumatismales. Il faut même reconnaître que si la goutte imprime à la constitution un caractère spécial, il ne s'ensuit pas que toutes les affections dont peuvent être atteints les goutteux soient sous la dépendance de la maladie constitutionnelle. Aussi doit-on s'attacher, par l'étude attentive des faits, à bien distinguer quelles sont véritablement les maladies tributaires de la goutte.

Nous avons traité avec succès, à Royat, pour des affections en apparence indépendantes du principe arthritique, des malades chez lesquels rien ne faisait soupçonner la présence de ce principe. Plus tard, rapprochant mieux les faits, il nous fut facile de retrouver la marche de la diathèse acquise ou héréditaire et de ses diverses manifestations (1). Au reste, nous ne saurions

---

(1) Ces *manifestations* arthritiques sont, comme on le sait, par ordre de fréquence : la goutte, le rhumatisme, la gravelle, l'eczéma, la dyspepsie, l'asthme, la sciatique et le diabète. — Elles sont précédées généralement d'affections ou de malaises divers : migraines fréquentes, irritabilité, tristesses, névralgies, vertiges, gastralgies, hémorroïdes, et toutes ou presque toutes sont justiciables de la cure à Royat.

mieux faire que de renvoyer le lecteur aux observations très détaillées publiées par nos confrères, et par nous-même, desquelles on peut conclure que Royat est la pierre de touche de l'arthritisme.

Cette affirmation aurait pu être taxée de singularité il y a quelques années; mais on l'accepte mieux aujourd'hui que certains principes médicamenteux employés pour guérir la goutte ont été découverts en quantités relativement considérables dans les eaux de notre station.

Comme la goutte est une maladie diathésique, c'est sur l'ensemble de l'économie qu'il faut agir plutôt que sur les manifestations morbides. Si on arrive à changer, par le régime, par l'hygiène, les dispositions de l'organisme, on arrivera également à se rendre maître des symptômes et du mal lui-mème; on combattra avec succès, sans péril, les affections qui peuvent survenir, par exemple les névralgies, et notamment la sciatique et l'asthme, qui affectent spécialement les vieux goutteux; les viscéralgies si nombreuses, parmi lesquelles il faut citer celles qui sont fixées sur les voies digestives, dyspepsies, gastralgies, entéralgies, et celles qui ont pour siège les voies urinaires, néphrite, ischurie, gravelle; les paralysies locales, l'aphonie, les laryngites et les bronchites; les hémiplégies nerveuses et plus fréquemment, plus essentiellement surtout, les affections cutanées.

Les lésions des reins ont été étudiées par tous les médecins, depuis Arétée jusqu'à Sydenham. Hoffmann et Van Swieten avaient déjà signalé la coexistence des accidents dont les voies urinaires sont le siège avec ceux de la goutte. Plus tard, Chomel et Civiale étudièrent plus spécialement les accidents produits par la lithiase rénale, et, enfin, grâce aux travaux modernes entrepris par Todd, Robson-Rose, Johnson, Cecley, en Angleterre, et en France par Rayer, Castelnau, Charcot, Cornil, etc., on est arrivé à connaître parfaitement la nature des lésions rénales dans la goutte.

Les affections urinaires sont donc fréquentes chez les goutteux et deviennent presque la règle à une certaine époque de la maladie, tandis qu'elles sont rares dans les diverses formes de rhu-

matisme articulaire chronique. L'irritable *bladder* des Anglais,
ou vessie irritable, n'est autre chose que la goutte vésicale.
Erasme écrivait à son ami : « J'ai la néphrite, et tu as la goutte :
nous avons épousé les deux sœurs. » Il y a un proverbe qui dit :
« La goutte produit la pierre. » En effet, la gravelle et la pierre
se rencontrent souvent chez les goutteux ; cependant elles ne
leur appartiennent pas d'une manière exclusive. Mais la plupart
des goutteux que nous observons ici nous parlent de leur gravelle comme chose naturelle, et l'eau de César à l'intérieur se-
conde admirablement le traitement.

La congestion hépatique est fréquente chez les goutteux qui
sont sujets à la jaunisse, à la cirrhose et aux concrétions biliaires
produisant les coliques hépatiques.

Il n'est pas d'affections goutteuses plus constantes que ces
maladies de la peau occupant la face ou d'autres parties du corps,
qui résistent toujours aux médications purement locales ou au
vieux traitement par l'arsenic à l'intérieur et le soufre à l'ex-
térieur.

Les éruptions anormales succèdent souvent, en effet, à la
goutte articulaire, et montrent le lien intime qui existe entre la
goutte et le vice dartreux.

Les *arthritides* sont ces variétés de dermatoses classées par
l'éminent professeur de Saint-Louis, le regretté Bazin, entre les
scrofulides, les syphilides et les herpétides.

Chaque année on observe à Royat un grand nombre d'affections cutanées : couperose, acné, pityriasis, psoriasis, eczéma
sec surtout, qui, toutes, sont rapidement modifiées quand elles
sont sous la dépendance du principe goutteux. L'*eczéma* est
certainement l'affection la plus fréquente, comme aussi la plus
tenace. Cependant c'est une des dermatoses qui semblent le
mieux attester l'action curative de Royat.

L'observation suivante a été publiée par le Dr Cruise, prési-
dent du collège royal des médecins d'Irlande et médecin de
l'hôpital de la Miséricorde à Dublin (1) :

(1) *Notes sur une visite faite à Royat-les-Bains*, par F.-R. Cruise, de
Dublin. Traduit de l'anglais par le Dr A. Petit, 1886.

« Un jour, au printemps de l'an dernier, je me plaignais à mon ami et collègue, le Dr Patrick Hayes, du grand ennui que m'occasionnait un eczéma. Cette affection, supposée, d'après différents symptômes, d'*origine goutteuse*, avait été traitée par différents moyens, mais avec des succès relatifs. Le Dr Hayes me dit qu'un de ses clients, souffrant de la même maladie que moi, avait été envoyé à Royat-les-Bains par un médecin de Londres, et qu'il avait été complètement guéri.

» Quelques renseignements me convainquirent que cette station d'eaux minérales jouissait d'une légitime célébrité dans le traitement des formes chroniques de la goutte, et je pensais aussitôt que je ferais bien d'y aller tenter une cure.

» J'arrivai donc à Royat en juin 1886, et .., pour abréger une longue histoire, je dois dire que *je fus guéri si complètement*, qu'avec quelques précautions d'hygiène et de régime, je n'ai plus jamais souffert depuis de mon insupportable maladie. Je dois ajouter, pour être vrai, que j'ai adopté depuis l'usage de l'Eau, et que j'ai observé toutes les recommandations de genre de vie qui m'ont été faites. Beaucoup de malades qui observent mal ces recommandations, blâment souvent, et fort injustement, les remèdes qu'ils voudraient voir les guérir, sans faire eux-mêmes le nécessaire pour cela.

» Quiconque a connu pendant des années les insupportables crises de l'eczéma, comprendra que je suis naturellemeut très reconnaissant à Royat, et très désireux de faire connaître aux membres de l'Académie de médecine d'Irlande quelques détails sur cette station thermale.

» Ayant quitté Paris par le chemin de fer de Lyon, un trajet de neuf heures m'amena à Clermont-Ferrand, capitale de l'Auvergne, et, en dix minutes au plus, j'arrivai au curieux village de Royat-les-Bains, une des plus pittoresques stations d'eaux minérales de France. Une fois installé à mon hôtel (l'hôtel Chabassière, qui, il n'est que juste de le dire, offre tout le confortable et à des prix modérés), je vins prendre les conseils du Dr *Alexandre Petit*, dont j'avais déjà étudié les brochures sur Royat. Sous sa direction, je commençai la cure, qui dura trois semaines.

» Voici le traitement suivi : A sept heures du matin, je prenais un verre d'eau à la source Eugénie, puis un bain de la même source, à la température de $+ 95°$ Far. Après le bain, café et fraises. A une heure, déjeuner à la fourchette. A quatre et à cinq heures, deux verres d'eau de Saint-Mart, à quinze minutes d'intervalle. A six heures, dîner.

» Je passais ainsi mes journées, employant mes heures de loisir à explorer Royat et ses environs, et à observer l'usage et les effets des eaux. De jour en jour, je sentis renaître les forces et le courage. L'eczéma s'améliorait ; il n'apparaissait pas de nouveaux boutons, et, comme je l'ai déjà dit, je vais bien maintenant depuis plus d'une année.

» Royat-les-Bains est un village qui se compose principalement d'un établissement pour les sources et les bains, d'hôtels, de restaurants et de villas, disposés pour les baigneurs, qui affluent pendant la saison, de mai jusqu'à la fin de septembre. Il est admirablement situé dans les montagnes de l'Auvergne, à 1,500 pieds au-dessus du niveau de la mer, dans une vallée qui s'étend de la base du puy de Dôme jusqu'à Clermont-Ferrand, le long d'une coulée de lave sortie dans les temps anciens d'un des volcans du voisinage aujourd'hui éteints.

» Une contrée charmante avec un air vivifiant, et cent merveilles historiques, géologiques et botaniques, tout cela se rencontre à Royat, avec les eaux les plus bienfaisantes du monde. » Etc., etc.

Nous pourrions à l'infini citer des exemples de guérisons aussi remarquables, car la source Saint-Mart, que les malades ont appelée la *Fontaine des Goutteux,* contribue depuis des années à des cures nombreuses, soit à Royat, soit à domicile ; mais nous ne saurions trop le répéter, en finissant, la régularité et la persistance dans le traitement sont la première, l'indispensable condition de succès.

Les principales affections justiciables des Eaux de Royat (1) sont donc les AFFECTIONS ARTHRITIQUES ; aussi voyons-nous par ordre de fréquence venir à Royat :

1° Les Goutteux ;

2° Les Eczémateux ;

3° Les Dyspeptiques et les Anémiés ;

4° Les Rhumatisants ;

5° Les Diabétiques ;

6° Les Gravelleux ;

7° Les Bronchitiques et Asthmatiques ;

8° Les Neurasthéniques.

L'air est pur et fortifiant, et les brouillards, si fréquents dans les montagnes, sont inconnus ici. La température n'est jamais très élevée, l'altitude est de 450 mètres au-dessus du niveau de la mer.

Quatre sources : Eugénie, Saint-Mart, César et Saint-Victor alimentent les buvettes.

La source *Saint-Mart*, dite Fontaine des Goutteux, contient trente-cinq milligrammes de *lithine* par litre ; elle est employée universellement pour le traitement de la goutte, du rhumatisme, de la gravelle, et, en général, de toutes les maladies de l'estomac, des reins, de la vessie, de la peau et des voies respiratoires *d'origine arthritique.*

La source *Saint-Victor*, contenant à dose médicinale *le fer* et *l'arsenic*, ces deux reconstituants par excellence, convient spécialement dans les cas d'anémie, de chlorose et des maladies ayant pour cause l'appauvrissement du sang.

Arsenicale et lithinée, elle constitue le médicament le plus efficace contre le diabète.

---

(1) Royat est situé à deux kilomètres de Clermont-Ferrand, au pied du volcan éteint de Gravenoire, et occupe le centre d'un merveilleux département renommé dans le monde entier par ses 270 sources d'eaux minérales.

La station est desservie par une gare de chemin de fer et se trouve à environ neuf heures de Paris, de Lyon, de Marseille et de Bordeaux. Le panorama d'arrivée, qui s'étend de Volvic à Royat, est, sans contredit, un des plus beaux du département.

La source *Eugénie* qui débite par jour un million quatre cent quarante mille litres d'eau minérale, est employée à donner des *bains à eau courante*, et à la température constante de $+ 34° 2$ centigrades environ ($+ 35°$ centigrades au griffon).

La source *César* alimente un petit établissement où les bains sont aussi donnés à eau courante, mais à la température de $+ 28°$ centigrades.

Indépendamment des bains Eugénie et César, pris en baignoire, il existe une *vaste piscine* attenante à un *gymnase*, des *salles d'aspiration* et de *pulvérisation* pour le traitement des affections des voies respiratoires, des *douches d'eau minérale* à haute et basse pression, des *douches d'acide carbonique* et des *salles* d'hydrothérapie, aménagées avec tout le luxe et le confort modernes.

Ajoutons encore que de magnifiques concerts sont donnés trois fois par jour dans le Parc de la Compagnie sous la direction magistrale de M. Bourgeois, chef d'orchestre à l'Opéra-Comique, *et qu'un Casino* merveilleux de fraîcheur et de bonne disposition, convie chaque soir les touristes et les baigneurs de la plus gracieuse des stations thermales.

Clermont-Ferrand, typographie et lithographie G. Mont-Louis.

DU MÊME AUTEUR

La Goutte, le Rhumatisme et les diverses manifestations de la diathèse arthritique. — Leur traitement aux eaux thermales. — Paris, 1874.

Carte des eaux minérales du Puy-de-Dôme (géologique et hydrologique). — Médaille de bronze, 1876.

Nouvelles observations de maladies chroniques traitées avec succès aux eaux de Royat. — 1877.

De l'action des eaux minérales de Royat dans les affections des voies respiratoires (liées à l'état rhumatismal). — 1878.

Petite carte des stations thermales d'Auvergne, sixième édition. — Paris, 1879.

The gout and its various manifestations. — Their treatment at Royat. — London, 1882.

Recherches sur la découverte à Royat des substructions d'un établissement thermal gallo-romain. (Mémoire adressé à la Société d'hydrologie médicale de Paris.) — In-8°, 1884. — Planches.

Grande carte murale des bains de France et des stations hivernales. — Exposition d'hygiène. — Spécial diplôme d'honneur. — Londres, 1884.

Les malades qu'il faut adresser à Royat. — Communication à la Société de médecine pratique. — Paris, 1885.

Notes sur une visite à Royat-les-Bains, par P.-R. Cruise, professeur de pathologie à Dublin. Traduit de l'anglais par le Dr Petit. — Dublin-Paris, 1885.

Guide médical aux Eaux de Royat, in-16 de 200 pages, médical et descriptif. — Edition diamant, spéciale pour médecins et touristes. — 7e édition, Paris, 1892.

CLERMONT-FERRAND, IMPRIMERIE MONT-LOUIS, 2, RUE BARBANÇON.